AME 学术盛宴系列图书 3E002

骨转移手册
——患者指南

主译：于胜吉　张娜

中南大学出版社
www.csupress.com.cn

AME
Publishing Company

图书在版编目（CIP）数据

骨转移手册——患者指南/[加] 菲利兹·吴（Philiz Goh），[加]玛格丽特·菲奇（Margaret Fitch），[加]爱德华·周（Edward Chow）主编；于胜吉，张娜译．—长沙：中南大学出版社，2018.10
　ISBN 978 - 7 - 5487 - 2687 - 6

Ⅰ.①骨… Ⅱ.①菲…②玛…③爱…④于…⑤张… Ⅲ.①骨肿瘤—肿瘤转移—诊疗—手册 Ⅳ.①R738.1

中国版本图书馆CIP数据核字(2016)第324732号

AME学术盛宴系列图书3E002

骨转移手册——患者指南

GU ZHUAN YI SHOU CE——HUAN ZHE ZHI NAN

Editor-in-Chief: Philiz Goh

Editors: Margaret Fitch　Edward Chow

主译：于胜吉　张娜

□丛书策划	郑　杰　汪道远　高明珍
□项目编辑	陈海波
□责任编辑	孙娟娟　陈海波　袁　舒
□责任校对	杨　瑾
□责任印制	易红卫　潘飘飘
□版式设计	林子钰　王　李
□出版发行	中南大学出版社
	社址：长沙市麓山南路　　　邮编：410083
	发行科电话：0731-88876770　传真：0731-88710482
□策 划 方	AME Publishing Company 易研出版公司
	地址：香港沙田石门京瑞广场一期，16 楼 C
	网址：www.amegroups.com
□印　　装	天意有福科技股份有限公司

□开　本	787×950　1/44	□印张 2.25	□字数 72 千字	□插页
□版　次	2018 年 10 月第 1 版	□2018 年 10 月第 1 次印刷
□书　号	ISBN 978 - 7 - 5487 - 2687 - 6
□定　价	29.00 元

主　译：

于胜吉　国家癌症中心 / 国家肿瘤临床医学研究中心 /
　　　　中国医学科学院北京协和医学院肿瘤医院骨科

张　娜　辽宁省肿瘤医院 / 中国医科大学肿瘤医院放
　　　　疗科

审　译：

许宋锋　国家癌症中心 / 国家肿瘤临床医学研究中心 /
　　　　中国医学科学院北京协和医学院肿瘤医院骨科

张鑫鑫　国家癌症中心 / 国家肿瘤临床医学研究中心 /
　　　　中国医学科学院北京协和医学院肿瘤医院骨科

初稿译者（按姓氏拼音排序）：

韩　斐　中南大学湘雅医院骨科

何翠菊　辽宁省肿瘤医院放射科

黄玉筠　广东省佛山市顺德区中医院肿瘤科

雷鹏飞　中南大学湘雅医院骨科

冷雪峰　成都大学附属医院胸外科

孙　洋　吉林大学第二医院骨科

谭志博　南方医科大学深圳医院肿瘤科

张晓晶　中国医科大学肿瘤医院（辽宁省肿瘤医院）骨
　　　　与软组织外科

I

AME学术盛宴系列图书序言

这个系列图书具有几大特色：其一，这个系列图书来自Springer、Elsevier、Wolters Kluwer、OUP、CUP、JBL、TFG等各大出版社，既有一些"经典图书"，也有一些实用性较强的"流行图书"，覆盖面甚广；其二，这个系列图书的翻译工作，都是基于"AME认领系统"，我们花费近1年时间，开发了这套"认领系统"，类似出版界的"Uber/滴滴"，成功地对接了图书编辑、译者和审校者之间的需求。一般情况下，我们发布一本书的目录等信息之后，48小时内该书的翻译任务就会被AME注册会员一抢而空——在线完成译者招募和审校等工作，参与翻译和校对工作的人员来自国内众多单位，可谓"智力众筹"；其三，整个翻译、审校、编辑和出版过程，坚持"品书"与"评书"相结合，在翻译的同时，我们邀请国内外专家对图书进行"点评"，撰写"Book Review"，一方面刊登在我们旗下的杂志上，另一方面将其翻译成中文，纳入本书中文版，试图从多个角度去解读某本图书，给读者以启迪。所以，将这个系列图书取名为"学术盛宴"，应该不足为过。

虽然鲍鱼、鱼翅等营养价值较高，但是并非适合所有人，犹如餐宴一样，享受学术之宴也很有一番讲究。

与大家分享一个真实的故事。有一天，南京一家知名上市公司的总裁盛情邀请我参加一个晚宴。

席间，他问了我一个问题："国外的医术是不是比中国先进？瑞士的干细胞疗法是不是很神奇？"

因为我没有接受过瑞士的干细胞治疗，所以，对此没有话语权，我个人对这个疗法的认识仅限于"一纸"——只是有几次在航空杂志上看到过相关的"一纸"广告。

正当我准备回答他的时候，他进一步解释："上个月，我的一位好朋友就坐在你今天这个座位，他已超过50岁，但是，看起来很年轻，因为他去瑞士接受过干细胞治疗……"

"您的这位朋友，他的心态是不是很平和？他的家庭是不是很幸福？他的爱情是不是很美满？"我反问了几个问题。

他毫不犹豫地回答："是的。"

"他的外表看起来很年轻，可能是由于接受干细胞治疗这个因素导致的，更可能是干细胞治疗、家庭、爱情、事业等多个因素共同作用所造成的。"听完我的回答，这位优秀的总裁先生好像有所感悟，沉默了片刻。

虽然这个系列图书，从筛选图书，到翻译和校对，再到出版，所有环节层层把关，但是，我们仍无法保证其内容一定就适合您。希望您在阅读这个系列图书的过程中，能够时刻保持清醒的头脑、敏捷的思维和独立的思考，去其糟粕，取其精华，通过不断学习消化和吸收合适的营养，从而提高和超越自我的知识结构。

开卷有益，思考无价，是为序。

汪道远

AME出版社社长

致亲爱的患者与家属

骨转移确诊后，您和您的家人到底该如何应对和处理？希望本书能够为您提供您所需要的指导。

本书既有临床研究的最新进展，也有骨转移患者及家属提供的相关经验，相信病友提供的信息，正是您与家人所需要的。

本书还添加了骨转移相关的专业知识，其中某些部分您目前可能还用不上，但我们希望您能够保留此书，以便日后参考。

同时我们建议，把书带回家之前，您最好能够与您的护士进行一次谈话，护士将耐心解释如何更好地使用书中所提供的信息和材料，如果有任何问题和担忧，护士也会尽力给您解答。

本书由加拿大多伦多大学桑尼布鲁克奥德特癌症中心骨转移研究小组及其护理团队共同编写，希望能够对您有所帮助。

前言

　　加拿大多伦多大学桑尼布鲁克健康科学中心的奥德特癌症中心骨转移门诊有一个由放射治疗科、骨科、介入放射科、临终关怀科医生及护理人员组成的多学科团队，他们为具有临床症状的骨转移患者提供综合治疗与关怀。这本《骨转移手册——患者指南》是专门为骨转移患者及其护理人员设计的，全书通俗易懂。除了骨转移症状外，作者重点讲解了治疗方法选择、临床症状管理、如何利用当地资源，并归纳总结了常用的医学术语。我要向撰写这本具有较高实用价值的患者指南的作者们表示祝贺（Philiz Goh女士，Margaret Fitch和Edward Chow医生）。这是一本指引骨转移患者选择有效治疗方法的一个灯塔。

Albert JM Yee

医学博士、科学学位硕士

加拿大皇家外科医师学会会员、外科教授

加拿大多伦多大学骨科

目　录

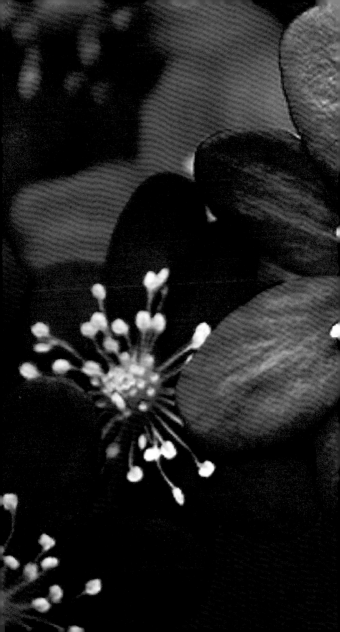

第一章　骨转移 ■

1　什么是骨转移？

癌细胞脱离了初发肿瘤（原发肿瘤部位）通过血液循环到达骨骼，即发生骨转移。

一旦癌细胞适应了骨的环境，就会生长形成新的肿瘤。

扩散到骨的癌细胞从两方面破坏骨骼：

（1）产生小孔洞，使骨变得脆弱。

（2）引起骨异常生长，使骨不稳定，并变得脆弱。

骨转移可以累及任何骨。最常累及的部位：脊柱、肋骨、骨盆、上肢、下肢、颅骨。原发癌转移到骨与原发骨癌是不同的。

2　骨转移常见吗？

骨转移瘤是癌症的常见并发症。骨转移最常见的原发癌是乳腺癌、前列腺癌、肺癌、肾癌和甲状腺癌，此外多发性骨髓瘤也可以累及骨。癌转移到骨，就用相应的身体部位来命名，例如，乳腺癌转移到骨，就称作乳腺癌骨转移。有时，骨转移在患者首次诊断为癌症的时候就已经发生或在找到原发肿瘤之前就已经被发现。

3　骨转移的症状是什么?

通常,骨转移的症状如下:

（1）疼痛（见第32页）;

（2）丧失正常的活动或生活方式的能力;

（3）骨折;

（4）血液中钙浓度升高（高钙血症）。

4　应该当心哪些并发症?

骨转移患者可能会有并发症发生。以下的信息是为了帮助您意识到这些情况您需要告知您的肿瘤治疗团队。不是所有的患者都一定会经历这些并发症。如果您怀疑您正在经历这些并发症中的一项,请立即告知您的医生或护士。

4.1　高钙血症

血液中钙的浓度超过正常值时称为高钙血症。这可以是由于骨转移侵蚀和破坏骨导致钙释放入血。

高钙血症可以发生在任何类型的癌症。更经常地是发生在多发骨髓瘤、乳腺癌和肺癌。

高钙血症的症状:

（1）食欲下降;

（2）胃部不适;

（3）口渴;

（4）便秘;

（5）意识模糊;

（6）疲乏;

（7）肌肉无力;

（8）尿频;

（9）骨痛加剧。

高钙血症如果不处理是非常危险的，但是只要及时发现并治疗，也是很容易控制症状的。如果您有这些症状，您需要将情况告知您的肿瘤治疗团队中的任意一名成员。

高钙血症通常的治疗目标是保证您有足够的体液量。您的医生会让您喝更多的液体，也可能需要在您的手臂上通过静脉输液。例如，双膦酸盐是一种治疗高钙血症的常用药物，并且通过您的手臂静脉输液给入（见第28页）。

每个患者都具有独特性，因此治疗方案可能也会不同。

4.2 骨折

肿瘤转移至骨会使骨变得脆弱，因此存在骨折的风险。骨折可能会毫无征兆地发生，而且难以预防。

骨折的症状：

（1）一个地方突然锐痛；

（2）疼痛很快变得很严重；

（3）运动时疼痛可能会加重；

（4）局部肿胀、发热、淤青；

（5）行走和站立困难。

承重骨（大腿骨或股骨，小腿骨或胫骨）和大范围的骨转移较其他的骨转移有更大的骨折风险。长骨骨转移（即将发生骨折）的高风险症状：

（1）髋部、大腿或小腿持续增加的疼痛；

（2）站立或行走时疼痛加剧。

当您运动时有严重的疼痛，请打电话告知您的医生或护士并去最近的医院的急诊科拍一张X线片。片子会提示您是否存在骨折。

根据您的情况，您可能需要外科手术或者放射治疗，或者这两种处置您都需要。调整止痛药物是为了让您觉得更舒服，您需要使用悬带、夹板、石膏固定或者助步器，以支撑转移受累的部位。您可能还需要去寻求物理治疗师或职业治疗师的帮助（见第59页和第57页），以有利于您的骨折康复和预防骨折。如果您有意愿去看这些专业人士，请告诉您的医生。

记住：每名患者都具有其独特性，因此治疗方案可能会有不同。

4.2.1　防护设备

下面是一些能够防止您在家摔跤和骨折的建议：

（1）拿掉地毯；

（2）保持过道整洁不杂乱；

（3）穿防滑的鞋袜；

（4）避免在不平的路面行走；

（5）使用拐杖或助步车来支撑；

（6）楼梯安装围栏；

（7）床上翻身轻柔；

（8）进出交通工具时要小心。

4.3　脊髓压迫症

4.3.1　什么是脊椎？

背部骨的医学名称为"脊柱"或"脊椎"（图1-1）。脊椎由颅骨底部起始下沿颈部、上背部、下背部直到尾骨。脊椎由一系列非常像一叠积木的"椎骨"或"椎骨体"组成。

转移到脊椎骨的肿瘤会引起脊髓压迫症。脊髓压迫症是肿瘤压迫了脊髓导致的医学急症。它可以导致疼痛，并伴随上肢、下肢、肠和膀胱的感觉缺失和功能的丧失。脊髓压迫

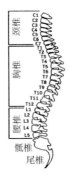

图1-1 脊柱

症发生24~48小时内需要立即诊断和处理，以防止发生永久性的损伤。注意：您需要立刻获得医疗救助。

任何脊椎骨转移的患者均存在发生脊髓压迫症的风险。多发骨髓瘤、乳腺癌、前列腺癌、肺癌和肾癌患者风险最高。

脊髓压迫症症状：

（1）迅速加重的背痛，且变得越来越重；

（2）步行困难和平衡缺失；

（3）胳膊或腿的虚弱、沉重、僵硬；

（4）胳膊或腿、手或足的麻木、麻刺感；

（5）憋尿或憋便无力；排尿或排便无力。

如果您有上述的任何症状，请立即给您的医生或护士打电话并立即去最近的医院的急诊科就诊。告诉他们您担心自己发生了脊髓压迫症。

通过寻求急诊处置，您有最好的机会避免像瘫痪这样的问题发生。您需要一名家属陪同，并携带所有的病历资料。

通常，可以通过做核磁共振检查以确认是否发生了脊髓压迫症（见第13页）。医生会根据核磁共振检查的结果来决定您的治疗疗程。可能的治疗包括放射治疗（见第18页），药物治疗缓解疼痛和水肿（见第32页），有时甚至会需要手术治疗。这些治疗的目的是为了避免功能的丧失，帮助改善您的上臂和腿的功能，减轻疼痛和保持脊柱稳定。

每名患者都具有其独特性，因此治疗方案可能会有不同。

5　我们怎么量化这些症状？

5.1　埃德蒙顿症状评估系统

很多癌症中心都会使用埃德蒙顿症状评估系统去评价患者是否有癌症相关症状。埃德蒙顿症状评估系统可以帮助医生和护士关注患者最痛苦的症状，也可以帮助监测患者有关症状随着时间推移所发生的变化。埃德蒙顿症状评估系统的详情见第8页。

5.2　生活质量评估（BM22）

维持骨转移患者的生活质量是一个重要目标。医生们已经开发了几个关于生活质量的问卷调查。当您去见您的医疗团队时，您可能会被要求完成一个或更多的这类问卷调查。

生活质量调查问卷骨转移开发模块（BM22）可以更好地观察骨转移患者所经历的问题。

BM22可以帮助您的医疗团队判断什么问题是您最需要关注的。您和您的医疗团队可以制定一个治疗计划来改善您正在经历的问题。确认最关注的问题是提高您的生活质量的重要一步。关于生活质量调查问卷的骨转移模块（BM22）具体见附录。

埃德蒙顿症状评估系统

完成日期：_____时间：_____

请在最恰当描述的数字处划圈：

```
  0   1   2   3   4   5   6   7   8   9   10
 ├───┼───┼───┼───┼───┼───┼───┼───┼───┼───┤
```
无疼痛   极度疼痛

```
  0   1   2   3   4   5   6   7   8   9   10
 ├───┼───┼───┼───┼───┼───┼───┼───┼───┼───┤
```
无疲劳感   极度疲劳感

```
  0   1   2   3   4   5   6   7   8   9   10
 ├───┼───┼───┼───┼───┼───┼───┼───┼───┼───┤
```
无恶心   极度恶心

```
  0   1   2   3   4   5   6   7   8   9   10
 ├───┼───┼───┼───┼───┼───┼───┼───┼───┼───┤
```
无抑郁   极度抑郁

```
  0   1   2   3   4   5   6   7   8   9   10
 ├───┼───┼───┼───┼───┼───┼───┼───┼───┼───┤
```
无焦虑   极度焦虑

```
  0   1   2   3   4   5   6   7   8   9   10
 ├───┼───┼───┼───┼───┼───┼───┼───┼───┼───┤
```
无昏睡   极度昏睡

```
  0   1   2   3   4   5   6   7   8   9   10
 ├───┼───┼───┼───┼───┼───┼───┼───┼───┼───┤
```
食欲好   食欲极差

```
  0   1   2   3   4   5   6   7   8   9   10
 ├───┼───┼───┼───┼───┼───┼───┼───┼───┼───┤
```
身体感觉好   身体感觉极差

```
  0   1   2   3   4   5   6   7   8   9   10
 ├───┼───┼───┼───┼───┼───┼───┼───┼───┼───┤
```
无呼吸短促   呼吸极度短促

```
  0   1   2   3   4   5   6   7   8   9   10
 ├───┼───┼───┼───┼───┼───┼───┼───┼───┼───┤
```
其他问题

　　ESAS完成人：

　　□ 患者　　　　　　　□ 患者医疗机构

　　□ 家属　　　　　　　□ 家属医疗机构或患者家属帮助下

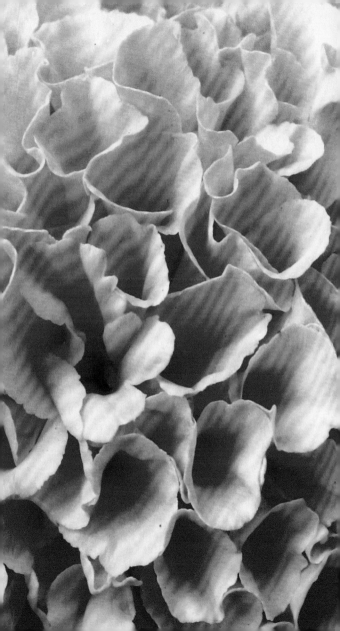

第二章　影像诊断 ★

本章将对不同检查类型给一个总的概述，来帮助您的医疗团队诊断和监测您的健康状况。请注意，并不是所有患者都需要进行下列各种检查。

1　X射线检查

X射线检查可以告诉您的医生，癌症已经转移到哪些骨骼中，也可以提供肿瘤大小、形状等一般信息（图2-1）。X射线检查通过使用可以产生严格控制剂量的辐射（X射线）的特殊装备，对骨骼和一些内部器官进行成像。

骨骼检查是指对体内多数骨骼进行一系列X射线成像（头骨、全部脊柱、骨盆、肋骨、四肢骨）。这个过程和正常X线检查相似，不需要特殊准备。

2　骨扫描

骨扫描可以检测出骨转移存在与否及其病变程度，亦可检测出其他的骨骼异常。检查之前无需特殊准备。您可以正常地进食和饮水。该检查分为两个部分。

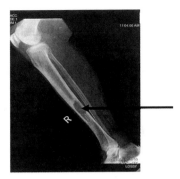

图2-1　箭头所指为小腿骨的骨转移

第一部分：需15 min。

（1）您将通过手臂静脉注射接受小剂量放射性物质（与进行采血类似）。

（2）注射的放射性物质是专为骨成像准备的。

（3）在注射期间，当放射性物通过血液流动时，使用一种照相机进行成像。

（4）这一操作不会造成昏睡、不舒服，或者任何不良反应。

注意：需要3 h的等待时间。

（5）注射结束之后，您可以离开并在3 h内返回。这个等待周期是为了让骨骼充分吸收放射性物质。

（6）在3 h的等待时间内，鼓励您最少饮用1 L液体（任何种类）。这可以使骨成像更清晰。

第二部分：成像需要1 h。

（1）您将躺在检查床上，要求保持静止不动（图2-2～图2-3）。

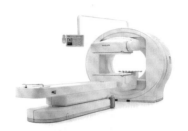

图2-2　骨扫描机器

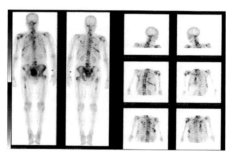

图2-3　这是一例肿瘤多发骨转移患者的骨扫描影像图片

（2）照相机位于您的上面和下面，将慢慢地从您的头部移向足部。

（3）建议您检查过后多饮水，以帮助残余放射性物质从您身体中排出。

这种照相机不会产生任何辐射，它可以记录您先前注射的放射性物质发出的信号。您接受的总辐射剂量不会比您接受类似的X射线检查更多。扫描结束之后，您可以进行正常的活动。

该检查和准备的总时间为4.5~5 h。

3　计算机断层摄影（CT）扫描

CT扫描是一种医学成像方法，通过CT扫描可以获得身体结构断层的3D成像。有时您需要注射或者饮用一种特殊物质，以获得器官或者血管的更好图像。CT扫描通常用来检测已经转移到身体其他部位的癌症，包括骨骼。

检查期间，您将处于这个管道的中间（图2-4~图2-6）。平均一次CT扫描检查所需时间为15~30 min。在扫描期间，您将被要求安静躺好。如果因为疼痛您躺平有困难，或者在狭窄空间中您感到幽闭恐惧，请在预约CT检查前向您的医生说明。

4　核磁共振成像（MRI）

核磁共振成像（MRI）是一种可以提供非常详细的身体相关部位图像的检查。对椎骨检查来说，MRI是非常有效的一种检查方法（图2-7~图2-8）。

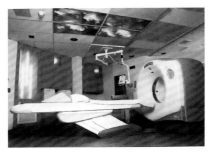

图2-4　这是一台CT扫描机器

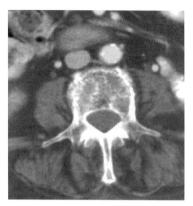

图2-5　显示正常椎管CT扫描

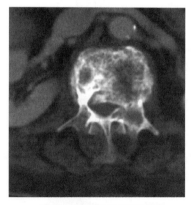

图2-6　显示高危险脊髓压迫

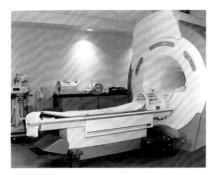

图2-7　MRI机器

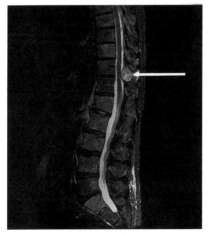

图2-8　箭头所指为一个即将发生脊髓压迫的肿瘤

MRI机器设计就像一个管道,扫描过程中,您将位于管道中间。医生或工作人员将为您提供耳塞来减少机器所制造的噪声,也会让您拿着一个呼叫铃,防止有紧急情况,您需要和技术人员交流。

为了确保高强度磁场不会对您产生伤害,需要您在检查之前填写一份筛查表格,您会同一个专业人士一起回顾这些问题。这样做的目的是为了确保您没有金属装置或者其他会被磁铁吸引的植入物。技术员将在您进行扫描之前再次确认。

完成一次MRI检查平均需要30~60 min。在此期间,需要您躺好不动。如果因为疼痛您长时间躺平有困难,或者在狭窄的空间中您感到幽闭恐惧,请在预约MRI检查前向您的医生说明。

5 活组织检查

有时,需要进行活组织检查以证实您确实有肿瘤的骨转移。扫描或许仅可能显示骨异常改变,故需要进行活组织检查。

穿刺活检是在CT扫描或者超声定位下,从病变区域抽取少许肿瘤样本送检。

有关活检的特殊程序和风险,您可以询问进行活组织检查操作的医生或者护士,以确保您完全知情。

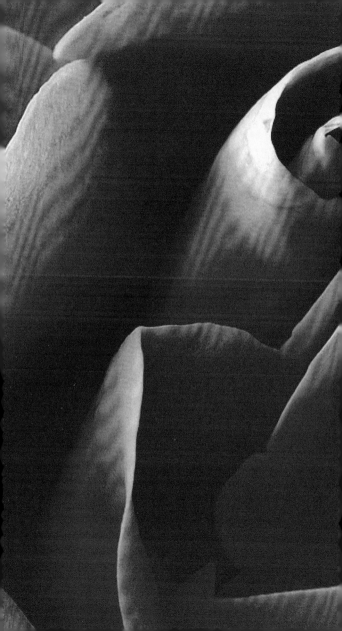

第三章　治疗选择 ⬢

1　我可能期望得到的治疗方案是什么？

您的医疗团队将根据您的病情跟您讨论哪些治疗方案可能最适合您。

1.1　放射治疗（放疗）

放疗是指通过高能X射线照射来杀死肿瘤细胞的一种治疗方法。放疗X射线能量高于诊断所用X射线。

姑息放疗是指短程放疗，目的是缓解症状。大部分肿瘤患者的癌痛症状可通过该放疗得到改善；约70%骨肿瘤患者的疼痛可得到缓解。通常，疼痛症状在治疗后2~4周内缓解，同时减少骨质进一步被破坏的可能性，有助于病理性骨折后的骨愈合。

1.1.1　放射治疗包括什么？

当您和您的肿瘤放疗医生见面后，您将会被安排去做一个治疗计划（模拟）。在此期间，您会躺在一个像CT扫描一样的床上，您的放射治疗师和医生会为您需要放疗的部位确定好一个精确的靶区。放疗将按照所制定的计划进行，您可能会经历一次或数次治疗，每次治疗时间为15~30 min，其中大部分时间都用于放疗前精确摆位，而放疗时间通常<5 min。

1.1.2　可能会有什么不良反应?

　　放疗的不良反应取决于您接受治疗的部位和所接受的放射量。

　　（1）疲劳（疲倦、虚弱）是放疗最常见的不良反应之一。与治疗期间比较，治疗后1周或2周疲劳感更加严重。这通常需要花几周的时间来恢复正常。关于如何处理放疗后疲劳的信息见第44页。

　　（2）爆发痛（接受放疗的区域在治疗中或治疗后短期内疼痛加重）。这种爆发痛的加重是暂时的，通常发生在首次治疗后24~48 h内，也可能在治疗后持续1~5 d甚至更久，临床上予以止痛药对症处理。如果您在疼痛控制方面有任何问题，请告诉您的治疗团队。关于止痛药物治疗的信息见第32页。

　　（1）其他不良反应:

　　1）皮肤可能会发红，变得干燥或容易剥脱。一部分患者会没有或者只有很轻微的皮肤反应。

　　2）接受放射治疗区域的毛发可能会在放疗结束后的1~2周内开始出现脱落。当然，一段时间以后毛发将会再长出来。

　　3）如果射线经过了您的脑部或腹部，您可能会感觉有些恶心或胃部不适。这可能会在放疗后1~6 h内发生。所以，有时医生会要求患者在每次放疗前服用抗恶心（镇吐）的药物。

　　4）如果射线穿过您的腹部或盆腔，可能会发生腹泻。

如果您每天有超过2~3次的稀水便，请告诉您的治疗团队中的医疗人员。

治疗的大部分不良反应都是暂时的，并且您的医生也会给您开药调理。

1.1.3 如果我在同一部位仍有疼痛，我还能再接受放射治疗吗？

您可能会在同一点接受不止一次放疗以帮助您缓解疼痛。您的医生会讨论是否需要再次放疗，以及其他您要接受的治疗选项（例如，进一步药物治疗、手术或化疗）。

1.2 立体定向放射治疗（SBRS）

SBRS是指高度集中于肿瘤的1~5次放疗。放射肿瘤医生和外科医生均参与SBRS计划的制定。SBRS的目的是阻止肿瘤生长，缩小肿瘤，以及缓解肿瘤造成的症状（例如疼痛）。

1.2.1 放射外科适用于哪类患者？

放射外科适用于某些有脊柱骨转移的患者，可以在需要照射的区域给予更高的放疗剂量，同时避免正常组织受到高剂量的照射。

SBRS也适用于您之前已经接受过放疗的区域。

1.2.2 放射外科包括什么？

对于有脊柱转移的患者，需要做CT扫描以及将身体固定在一个专门设计的身体垫上，使脊柱在每天治疗时保持在同一位置。数日后返回接受第一次治疗。

每次治疗持续30~45 min。放疗机器每天都会使用特殊成像，以保证肿瘤照射靶区准确无误。

不需要住院，您可以从自己家出发直接来医院治疗。

治疗过程中医生或护士会告诉您更多详细的注意事项。

1.2.3　放射外科可能有哪些不良反应？

疼痛在缓解之前可能会稍微加重（一过性加重），您可能需要一些止痛药物。其他不良反应取决于治疗区域。如果照射区域在头部附近，您可能会在吞咽时感到有些疼痛，或者有喉部不适，或者咳嗽。如果照射区域是下腰部，您可能会出现恶心或胃部不适，或腹泻。

一般来讲，SBRS是一种容易接受的高强度聚焦治疗。

1.3　手术

骨转移癌可能会导致骨头变得脆弱，易发生骨折（图3-1）。有些患者可能需要手术修复骨折或加固脆弱的骨骼以预防骨折。手术可以提供支撑，减少疼痛和改善活动度（图3-2）。术后可能需要放射治疗。

1.3.1　手术都包括什么？

您的医生将会与您讨论可行方案。

1.3.2　手术可能有哪些不良反应？

每个患者的病情不同，不良反应也不尽相同。请向医生询问具体的不良反应。

1.4　经皮椎体成形术

1.4.1　经皮椎体成形术适用于什么？

经皮椎体成形术（PVP）是治疗脊椎压缩性骨折

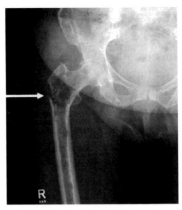

图3-1　箭头所指为髋部骨折

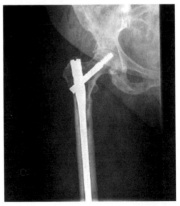

图3-2　通过手术以髓内钉固定髋部

（VCFs）的一种术式。PVP的主要目的是治疗由VCFs造成的疼痛，并且非常有效。同时也有益于降低骨折进一步恶化的风险。有时候PVP被用于预防骨折的发生，但是这种术式并不适用于所有骨折。

1.4.2 什么是脊椎压缩性骨折？

当人站立时，脊柱承担了身体的重量，这意味着脊椎需要承载很大压力。如果一个椎体由于某些原因变得脆弱，身体的重量就会使它出现裂痕。当裂痕越来越多，椎体会逐渐变平，然后就会发生脊椎压缩性骨折（VCF）（图3-3）。一旦发生VCFs患者会觉得非常痛。大多数VCFs发生于腰背的中上部或下部。

1.4.3 PVP 都包括什么？

PVP是一种门诊手术，即在局麻下将骨水泥注入椎体以

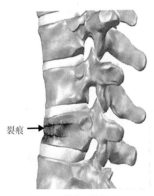

裂痕

图3-3 椎体压缩性骨折

加固VCFs（图3-4）。术中无需切开皮肤，给患者镇静但不会让患者入睡，术后通常无需住院。行椎体成形术的患者一般早晨到医院，做完手术后下午就可以回家。

更多详细的说明会由进行此手术的医生或护士告知。

1.4.4　PVP可能有哪些不良反应？

PVP可以获得部分或完全缓解疼痛。超过95%的患者接受手术后都有比较良好的结果。疼痛通常在第一天内就可缓解。极少数情况下疼痛在好转之前会加重数日。

由于每个患者的情况不一，其不良反应也不尽相同。请向您的医生询问关于不良反应的详细情况。

*注，如果您在使用华法林（可迈丁）或其他血液稀释剂，请在术前告诉您的医生。

1.5　椎体后凸成形术

当采用PVP稳定或加固脊椎时，并不能重建脊椎的高度或形状。若需要重建脊椎的高度和形状，那么可能需要使用

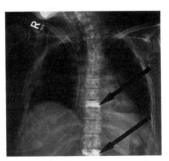

图3-4　箭头所指为PVP的治疗结果

椎体后凸成形术。

1.5.1　椎体后凸成形术包括什么？

图3-5~图3-6将会阐明如何用一根针将一个小球囊导入骨的间隙，制造出的空间以进行骨水泥填充（图3-7）。

手术医生或护士会向您作详尽的说明。

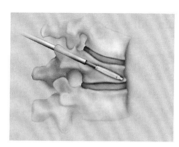

图3-5　将带针球囊植入骨折椎体

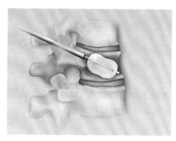

图3-6　球囊植入椎体，充气膨胀以恢复椎体高度，同时在椎体内形成一个腔隙

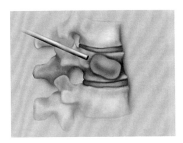

图3-7 骨水泥填充

图片由美敦力加拿大公司提供。

1.5.2　椎体后凸成形术可能有哪些不良反应？

　　每个患者的病情不同，不良反应也不尽相同。请向医生询问具体的不良反应。

1.6　骨水泥成形术

　　骨水泥成形术是指通过骨水泥注射加固骨骼（除了脊柱）的一种手术。该手术常常可以在24 h内显著缓解疼痛并且改善治疗区域的活动度。

1.6.1　骨水泥成形术是什么？

　　骨水泥成形术与PVP相似，但它可以在身体其他部位进行手术，例如髋、大腿和肩（图3-8~图3-9）。

　　手术医生或护士会向您作详尽的说明。

1.6.2　骨水泥成形术可能有哪些不良反应？

　　每个患者病情不同，手术带来的的不良反应也不一样，具体情况需要咨询您的医生。

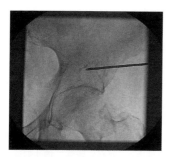

图3-8 CT引导下骨水泥成形术治疗左侧骨盆骨转移癌

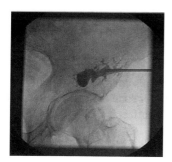

图3-9 骨水泥注入骨盆

1.7 化疗和激素疗法

化疗（各种类型的抗癌药物）和激素疗法（用于特定的癌症，例如乳腺癌和前列腺癌）都是治疗骨转移癌的治疗方式。通过这些药物治疗来控制肿瘤生长，减少疼痛，以及减少骨折发生的风险。您的医生会根据您的病情来选择治疗方式，以及它可能带来的不良反应。

1.8　双膦酸盐类

双膦酸盐类药物既不是化疗也不是激素疗法，是一类能帮助强化骨骼，减少疼痛，以及减少因骨转移造成骨折的药物。双膦酸盐类药物被用于治疗乳腺癌、多发性骨髓瘤、肺癌和某个阶段的前列腺癌。

一些常用于治疗肿瘤骨转移的双膦酸盐类药物包括：帕米膦酸（阿可达®，氨羟二膦酸二钠注射液®）以及唑来膦酸（择泰®）。帕米膦酸和唑来膦酸通过手臂静脉滴注给药。氯膦酸盐（骨复舒®，Ostac®，Clasteon®）是一种口服的双膦酸盐，临床上使用率较低。双膦酸盐类药物包括唑来膦酸，帕米膦酸，伊班膦酸盐，以及氯膦酸盐，使用该类药物可以减轻因肿瘤骨转移导致的骨质变薄，也可减少及延缓31%~58%因各种肿瘤导致的骨相关并发症。双膦酸盐治疗的不良反应通常较轻。在使用氯膦酸盐时可能有胃部不适，使用帕米膦酸和唑来膦酸时可能有一过性的感冒样症状。一旦您的医生认为有必要，那么您就可能经常应用双膦酸盐。在双膦酸盐治疗期间可能需要使用钙和维生素D等补充药物。

1.8.1　使用双膦酸盐类药物时需要注意什么？

（1）经常验血观察其变化。

（2）多喝水。

（3）如果有以下症状请告诉您的医生或护士：

1）胃部不适；

2）手臂静脉疼痛或肿胀；

3）肌肉僵硬；

4）头晕；

5）口渴；

6）味觉改变；

7）吞咽疼痛；

8）下颌痛。

（4）合理的饮食及运动。

（5）使用双膦酸盐之前咨询口腔科医生来确认您的下颌是健康的。

1.8.2 双膦酸盐需要使用多久？

当您的身体第一次发现骨转移或出现因骨转移造成的疼痛时，您的医生可能会建议您应用双膦酸盐类药物治疗，治疗时间需要持续数月，或只要您的医生认为有必要，您就可能需要一直使用该类药物。

1.9 镇痛药

作为您治疗的一部分，您的医生会经常给您开镇痛药物。对骨转移所致的骨痛，最好的处理是按规定给予镇痛药。请阅读疼痛部分（见第32页），该部分内容将告诉您如何使用镇痛药以最大程度地缓解疼痛。

1.10 其他治疗

除了上述治疗以外，还可能需要进行理疗、职业治疗和心理治疗，他们是互补和替代治疗，这些疗法通常在社区就可以完成，如针灸、中草药疗法等。任何治疗开始之前，请一定和您的医生或护士确认、核对。

其他形式的支持疗法包括艺术和音乐疗法、支援小组、放松疗法、精神疗法及训练课程。如果您所在的社区能够提供这些疗法，您就可以在社区接受治疗。请参考本书医护团队和参考资料部分以获得更多细节及联系信息。

1.11 新进展

需要注意的是，不是每个癌症中心都能完成所有的治疗，对转移到脊柱的肿瘤通常需要多学科合作联合治疗，这样才能获得更好的疗效（例如手术联合放/化疗）。

手术可对不稳定的脊柱进行固定，此外，放疗和化疗可以缩小骨骼肿瘤的体积。近年来，简便易行的外科手术可以通过皮肤很小的切口，达到减轻肿瘤对脊髓的压迫和加固脊柱的效果，比如"经皮椎体成形术"（PVP）或"椎体后凸成形术"。

双膦酸盐治疗（同样也可用于骨质疏松和脆骨病的治疗）对减轻骨痛有很好的疗效。

既往没有手术适应证的患者，或许目前可以考虑手术。另外，在一些情况下我们现在能够采用"放射刀"去安全地实施更高的放疗剂量。这允许我们尽可能地避开健康、重要的组织器官（比如脊髓），而对病变部位进行准确的靶向放疗。

光动力疗法（PDT）是激光通过一个插入到椎体肿瘤内的管道作用于组织，当这个特定波长的激光与光敏剂发生耦合后，即可灭活局部肿瘤组织。光动力可以与PVP、椎体后凸成形术同时进行。具体治疗方式的选择，您的治疗团队会根据您的病情，跟您进行沟通、讨论以后现作决定。

第四章　疼痛管理 ▲

1　我应该怎样控制我的疼痛？

在此部分，我们将描述有关骨转移所致的疼痛、控制疼痛的各种方法、对药物的错误认识、怎样使用疼痛日志，以及处理药物不良反应的一些小建议。

2　骨转移所致的疼痛

骨转移会引起疼痛，在做某些运动时疼痛可能会加剧。经历骨痛的患者通常将其描述为休息时的"钝痛"和运动时的"锐痛"。骨痛往往局限于发生在骨转移的部位或其临近部位。

关于您和您的疼痛的一些事实：

（1）您的疼痛对您来说是独有的；

（2）您的疼痛正如您所描述的那样；

（3）您的疼痛可以被控制；

（4）通过控制您的疼痛，可以提高您的生活质量。

3　有哪些不同的控制疼痛的方法？

不同类型的药物都可能用于治疗骨痛。例如阿片类药物、抗炎药、治疗神经性疼痛的药物。

3.1　阿片类药物

阿片类药物是指诸如吗啡、氢吗啡酮、羟考酮、芬太尼、美沙酮、可待因等药物。它们在以往被称为"毒品"。如果您的骨痛整日都持续存在，建议联合使用长效和短效阿片类药物。这些药物应该按规律使用，以达到最佳的止痛效果。

长效阿片类药物（例如：可待因缓释片、奥施康定®、美施康定、氢吗啡控释片、芬太尼贴剂如多瑞吉®）可缓慢释放药物至体内。服药途径通常为口服，但也可以通过其他途径给药。长效药物每8~12 h使用一次。

短效阿片类药物（例如：可待因、泰诺1号、泰诺2号、泰诺3号、泰诺4号，羟考酮如泰勒宁®、吗啡、氢吗啡酮）快速释放药物至体内。当需要控制爆发痛时，可每1~2 h口服一次这类药物。在长效阿片类药物两次使用期间可能会出现"爆发痛"。

在医生的指导下，联合使用长效和短效阿片类药物是安全的。当患者的疼痛较轻微时，可考虑仅使用短效阿片类药物。

3.1.1　使用阿片类药物可能会有哪些不良反应？

阿片类药物最常见的不良反应是便秘。所有患者在长期使用阿片类药物时，都应常规使用导泻药。其他常见的不良反应包括镇静、口干、恶心、呕吐。这些不良反应通常是暂时的，也能够被您和您的医疗团队有效地管理。关于阿片类药物的不良反应和怎样处理的更多信息参见第35~37页。

3.1.2 关于阿片类药物常见的误解

（1）一些患者担心规律使用阿片类药物会导致对其"成瘾"，但事实上，在使用阿片类药物控制疼痛的患者中，成瘾的可能性非常低。

（2）另一些患者担心阿片类药物的药效"太强"了，是用来治疗非常严重的疼痛的。事实上，阿片类药物对缓解骨痛是非常有效的，并且能根据疼痛的程度对剂量进行调整。

3.2 抗炎类药物

除了阿片类药物以外，抗炎类药物经常被使用。它们能够帮助减轻骨中肿瘤细胞周围的炎症和水肿。这些药物有：泰诺、布洛芬和糖皮质激素（地塞米松）。

3.3 治疗神经性疼痛的药物

因为体内有一些神经靠近或穿过骨骼，骨骼中的肿瘤会刺激或破坏这些神经，从而使患者感到疼痛。这种疼痛通常被描述为"刺痛""灼烧样疼痛""放射性疼痛"。此类患者可在阿片类药物的基础上联合使用治疗神经性疼痛的药物。这类药物有如：加巴喷丁、普瑞巴林、阿米替林、去甲替林或其他类似药物。

3.4 疼痛的介入治疗

对于少部分患者来说，通过放疗或药物治疗并不能使疼痛完全缓解。在这种情况下，医生可能会建议患者去咨询"介入疼痛专家"（通常是影像科医生或麻醉科医生），这些医生能提供一些特殊的治疗方法如神经阻滞。

4 止痛药常见的不良反应有哪些？我应该如何管理它？

4.1 便秘

便秘是阿片类药物最常见的不良反应。便秘意味着同平常相比，您的肠道蠕动减少，粪便量减少、大便干结、排便困难。不同于其他的不良反应（如胃部不适或嗜睡），便秘不会自行改善。您需要在医生的指导下使用导泻药。

4.1.1 我应该如何处理便秘？

您的医生会在您使用止痛药物后尽早给您使用导泻药。如果您使用阿片类药物，每日常规服用导泻药是很重要的。一些常见的导泻药包括：新来福®（番泻叶）、乐可舒®（比沙可啶）、氧化镁乳剂®、多库酯钠®（Colace）、杜密克®。

您的医生或护士会指导您如何使用导泻药。

4.1.2 当使用导泻药时，有哪些重要的事需要记得去做？

使用导泻药时应该记住的信息：

（1）当您有肠蠕动时，应每日服用导泻药；

（2）应时常饮水（通常每日需饮用大约6~8杯不含酒精和咖啡因的液体）；

（3）如果可能（当您的便秘得到控制时），进食富含纤维的食物（例如：新鲜水果、蔬菜、麦片、全谷类食物）；

（4）如果您有关于便秘方面的问题，请告知您的护士或医生。

4.2 恶心呕吐

恶心（胃部不适）和呕吐（将胃内容物从口中吐出）发

生在约1/3使用阿片类药物的人中，这类不良反应通常是暂时的，在使用阿片类药物3~4 d后可以缓解。医生可以通过用药来治疗它们。当您逐渐适应了止痛药后，胃部的不适症状也会得到缓解。如果恶心、呕吐症状已严重影响您进食、饮水或服药，请告知您的医生或护士。

4.2.1　我应该如何处理恶心？

（1）饮用冷的纯净水；

（2）少吃多餐、缓慢进食；

（3）尝试食用常温的清淡食物或干淀粉类食物（如饼干、面包）；

（4）进食后不要平躺；

（5）在身旁放置一个小盆，以便在您想呕吐时应急；

（6）如果恶心症状比较严重并持续48 h以上或妨碍您进食、饮水或服药，请告知您的医生。

4.2.2　我应该如何处理呕吐？

（1）遵医嘱服用止吐药物；

（2）如果您不能口服药物，可使用栓剂；

（3）如果您每日呕吐数次并持续超过24 h，请告知您的医生；

（4）如果可以，请尝试多饮水；

（5）当您感觉能够进食时，缓慢进食一些清淡的食物。

4.3　嗜睡

对大多数首次使用阿片类药物的人来说，感到昏昏欲睡是常见的。这种症状通常会持续3~4 d，然后自然缓解。当增加止痛药的剂量时，这种症状可能会再次出现。在您使用相同剂量的阿片类药物一段时间后，如果嗜睡症状没有缓解甚至加重，请告知您的护士或医生。此时可能需要医生对阿片类药物的剂量进行调整。

4.4　突发的肌肉收缩

使用阿片类药物时，有时会出现手、臂或腿突发的震颤或抽搐。请将这些情况报告给您的护士或医生。

4.5　口干

口干是使用阿片类药物的患者常见的不良反应。在您使用阿片类药物期间，这种症状可能会持续存在。为缓解口干，可尝试嚼无糖口香糖或吮吸无糖的硬质糖果，以促进唾液分泌，当然，也应尝试多饮水。

5　什么是疼痛日志？

疼痛日志是记录您每日所经历的疼痛的一种方式。它能帮助您和您的肿瘤医疗团队确保您的疼痛已被很好地管理。

5.1　为什么要使用疼痛日志？

患者、护理者和患者家属发现疼痛日志是有用的，因为：

（1）它能帮助您将您的疼痛告知您的医生或护士；

（2）它能让您感到您能更加有效地进行疼痛管理；

（3）它能帮助您更好地认识您的疼痛；

（4）它能帮助您选择对您而言最佳的药物剂量；

（5）它能帮助您决定要怎样改变您的行动；

（6）它能帮助您与您家人沟通您的疼痛。

一位患者说：

它帮助我意识到很好地控制我的疼痛是多么重要，由此我可以过我自己的生活。我的日志描述了我的每一天是什么样的。它可以帮助我的医生和护士对疼痛控制提出建议，使我不会因疼痛而做不了我想做的事。

一位护理者说：

疼痛日志是有用的，因为它帮助我回忆我什么时候给了他药物。它也帮助我了解我丈夫对于疼痛的感受以及疼痛的程度。

疼痛管理计划的目标是很好地控制疼痛。疼痛日志是实现此目标的一个很好的方法。

5.2　我应该如何使用疼痛日志?

睡前，回顾您这一整天所经历的疼痛，并运用0~10数字量表，记录下您疼痛最严重时的程度、最轻微时的程度和平均程度（0分表示无痛，10分表示最剧烈的疼痛）。可以无拘束地添加评论，如"今天早上活动很多"或"大多数时间都躺在床上"。

在下一页记录下您的用药措施。在常规和突发性用药表中记录下您所使用的长效和短效止痛药、用药剂量和用药时间。在其他药物使用表中记录下您所使用的其他药物（如导泻药、止吐药等）的名称、剂量、时间。

本书第39页为您提供了怎样填写疼痛日志的示例。如果需要更多的日志表，您可以将本书中的表格进行复制。

下次会见医生时，请带上这些日志表。

5.3　疼痛日志（示例）

日期：<u>2008年7月7日</u>

我在过去的24 h内感到以下部位的疼痛（请列出所有部位）：

肩部、下背部、右大腿

请圈出一个数字，代表您在过去24 h内所经历的最严重的疼痛。

没有疼痛	0	1	2	3	4	5	6	7	⑧	9	10	最剧烈的疼痛

请圈出一个数字，代表您在过去24 h内所经历的疼痛的平均程度。

没有疼痛	0	1	2	3	④	5	6	7	8	9	10	最剧烈的疼痛

请圈出一个数字，代表您在过去24 h内所经历的最轻微的疼痛。

没有疼痛	0	①	2	3	4	5	6	7	8	9	10	最剧烈的疼痛

评论：

　　我的下背部是三个部位中疼痛最严重的，特别是当我平躺在床上时。疼痛为钝痛，并且晚上不能入睡。

请写出您在过去的24 h内使用的所有治疗常规痛和突发痛的药物。

注意：如果使用芬太尼贴剂（"多瑞吉"），请写出每一片的剂量。

药物名称	剂量（mg）	使用时间	是常规痛还是突发痛？使用了多少片？
美施康定	15 mg	上午8点	常规痛（2片）
强力泰诺	500 mg	上午10点，下午4点	突发痛（1片）
美施康定	15 mg	晚上8点	常规痛（2片）

请写出您在过去的24 h内使用的所有其他药物。

药物名称	剂量（mg）	使用时间？使用了多少片？
新来福（番泻叶）	8.6 mg	上午8点（1片） 晚上10点（1片）

有不良反应吗？仍然有便秘

日期：＿＿＿＿＿＿＿＿＿＿

我在过去的24 h内感到以下部位的疼痛（请列出所有部位）：

请圈出一个数字，代表您在过去24 h内所经历的最严重的疼痛。

没有疼痛	0	1	2	3	4	5	6	7	8	9	10	最剧烈的疼痛

请圈出一个数字，代表您在过去24 h内所经历的疼痛的平均程度。

没有疼痛	0	1	2	3	4	5	6	7	8	9	10	最剧烈的疼痛

请圈出一个数字，代表您在过去24 h内所经历的最轻微的疼痛。

没有疼痛	0	1	2	3	4	5	6	7	8	9	10	最剧烈的疼痛

评论：

请写出您在过去的24 h内使用的所有治疗常规痛和突发痛的药物。

注意：如果使用芬太尼贴剂（"多瑞吉"），请写出每一片的剂量。

药物名称	剂量（mg）	使用时间	是常规痛还是突发痛？使用了多少片？

请写出您在过去的24 h内使用的所有其他药物

药物名称	剂量（mg）	使用时间？使用了多少片？

有不良反应吗？

日期：_____

我在过去的24 h内感到以下部位的疼痛（请列出所有部位）：

请圈出一个数字，代表您在过去24 h内所经历的最严重的疼痛。

没有疼痛	0	1	2	3	4	5	6	7	8	9	10	最剧烈的疼痛

请圈出一个数字，代表您在过去24 h内所经历的疼痛的平均程度。

没有疼痛	0	1	2	3	4	5	6	7	8	9	10	最剧烈的疼痛

请圈出一个数字，代表您在过去24 h内所经历的最轻微的疼痛。

没有疼痛	0	1	2	3	4	5	6	7	8	9	10	最剧烈的疼痛

评论：

请写出您在过去的24 h内使用的所有治疗常规痛和突发痛的药物。

注意：如果使用芬太尼贴剂（"多瑞吉"），请写出每一片的剂量。

药物名称	剂量（mg）	使用时间	是常规痛还是突发痛？使用了多少片？

请写出您在过去的24 h内使用的所有其他药物

药物名称	剂量（mg）	使用时间？使用了多少片？

有不良反应吗？

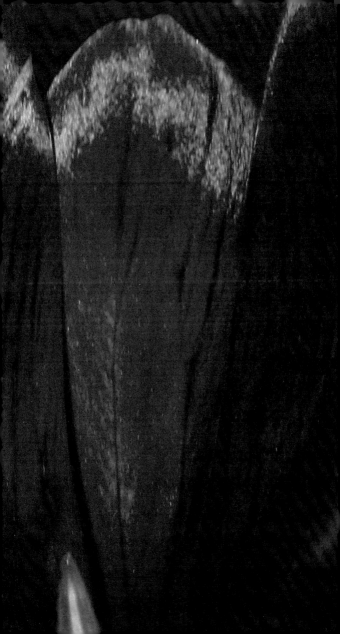

第五章　疲劳 ●

1　为什么我总觉得那么累？

疲劳是最常见且最让人烦恼的癌症相关症状之一。患者有时候会用"精疲力尽""疲倦"和"虚弱"诸如此类的词语来描述疲劳的感觉。患者有时候会说："我感到浑身虚弱"，"我走不动了"和"我根本没精神"。

然而，癌症中的疲劳不仅仅是感到疲倦。由于癌症及其治疗的双重作用，疲劳的感觉不是休息一下或睡个好觉就会消失的。部分疲劳的信号可能包括哪怕是做平常的事情（例如洗澡、做饭、散步或爬楼梯等）也会迅速感到疲倦。还有一些人发现，他们很难集中注意力或记住细节。

疲劳出现时，可能很难像正常人那样进行日常生活、完成工作或休闲活动。这会影响个人与家人及朋友的互动，更严重的还可能影响到个人是否能完成治疗并影响其生活质量。持续疲劳通常会伴随沮丧和低落的情绪。

2　是什么引起了疲劳？

疲劳是一种复杂的症状且不易理解，然而部分原因已经被大家所知道且可以治疗。导致疲劳的原因有：

（1）癌症引起的身体的新陈代谢及营养状态；

（2）血细胞计数低；

（3）放疗和化疗的影响；

（4）药物（如止痛药或止呕药）；

（5）感染（如肺炎）；

（6）普遍的肌肉无力和松弛；

（7）睡眠方式被打乱；

（8）悲伤或焦虑的感觉；

（9）其他症状（如疼痛或气短）。

3　如何治疗疲劳？

针对疲劳最有效的解决方式是为每一位患者制定个性化的治疗方案。每一位患者的状态均是独一无二的，对这位患者有用的治疗方法应用于另一位患者时却有可能效果并不好。医生们通常针对可逆的病因进行治疗。因此，进行准确、详细的疲劳评估并弄清楚它如何影响个人是治疗疲劳的第一步。

可能的治疗选择包括：

（1）保存能量的技巧；

（2）尽可能进行轻松的运动；

（3）日常饮食的改变；

（4）换药可能导致疲倦；

（5）应用兴奋药（如果合适）；

（6）纠正低血细胞计数，或"贫血"（如果存在）。

4　如果无法缓解疲劳或治疗无效该怎么办？

在疲劳无法得到缓解的状况下，寻找应对疲劳的方法就将变成新目标。部分患者发现以下方法有效：

（1）基于您的感觉及治疗阶段制定每日活动的实际目标；

（2）让家人和朋友帮助您进行最劳累的活动（如做家务、做饭、去杂货店购物、修葺庭院等）；

（3）重要的活动安排在您一天中最有活力的时候；

（4）考虑一些没那么劳累的新活动（如读书、写日记、画画、剪贴画、听音乐等）。

5　控制疲劳的技巧

控制疲劳是为了让您能享受自己喜欢做的事。这里有些技巧或许有用：

（1）喝足够的液体；

（2）保持营养均衡（注册营养师可以帮助您）；

（3）调整您的活动节奏，如每次活动后都要有短暂休息；

（4）可以的话，计划短期日常锻炼；

（5）如果可以，可以先做带给您欢乐和愉悦的事情；

（6）把您喜欢做的活动分为不同阶段，如有需要可在各阶段之间休息；

（7）下厨、剃须、淋浴或刷牙的时候能坐着就不站着；

（8）整理物品，使他们变得更容易拿到；

（9）注意气温（使屋子凉爽，用温水而不是热水洗澡）；

（10）安排并保持规律性的睡觉时间；

（11）如果您感到悲伤、担忧或沮丧，请告诉您的护士和医生。

如果您对这些技巧有任何疑问，请告知您的护士或医生。您的医疗团队成员将会带给您额外的援助。

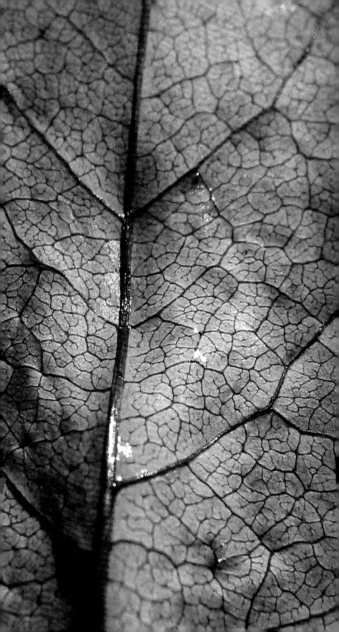

第六章 如何应对 🌙

1 我的感觉如何？

检查出您有骨转移将是您和家人的一个艰难时刻。您会有担心或恐惧的感觉，还会有对于正在发生的事情的不确定感。有些人无法集中精力，很难睡觉；有些人会有无助感。

2 对于这些感觉我能做什么？

您的医生和护士可以帮您共同应对您可能正在经历的感觉。如果您让他们知道您的感觉，他们可以向您提供情感上的支持。有些患者发现以下的做法是有帮助的：

（1）尽可能地了解病情和治疗方法的选择；

（2）询问医生关于治疗的任何疑问；

（3）写下您的任何疑问并与护士或医生讨论；

（4）与其他有相同的经历并克服了负面情绪的人交流。

许多癌症患者发现，当他们了解了他们身上正在发生什么，并能够与他人分享自己的感受时，就能够更容易地应付这些情况。

3　什么是应对?

应对描述了人们管理或处理他们生活中发生的事情的方式，包括人们怎样作决定、做什么和怎样实施。

您可能对如何管理日常事务、选择怎样的生活方式和财务状况将受到何种影响感到担忧。还能够做您平常所做的所有事情吗？还可以去上班、做家务或打扫院子吗？您将需要从其他人那里得到什么帮助？如果他们需要您如何寻求帮助？

如果患者担心他们的癌症具有侵袭性和较短的预期生存期，他们可能会感到危机。

4　我该如何应对这种情况?

人们如何应对这些忧虑和日常职责将是因人而异的。每个人都会以不同的方式处理。这种情况的应对没有一个绝对正确或绝对错误的方式，认识到这一点是非常重要的。

人们经常吸取过去的经验，以帮助他们应付某些类似情况。对于一些人来说，他们过去的生活经历给了他们力量和勇气来帮助他们应对当前的事件。他们可能会视此病症是另一种生活挑战。其他人可能会发现自己过去的经验并没有帮助他们做好准备来应对当前的事件。您可能需要学习新方法来处理或应对，你也可能需要额外的帮助。

对于那些难以应对这些情况的人来说，可能会发现与护理团队交流是有帮助的。同专业人员探讨骨转移预示着什么，探讨骨转移对日常生活的影响，对患者来说都是很有帮助。专业人员也会安排一些帮助性的项目和服务在家里帮助您。

与家庭顾问或帮助人们管控情绪障碍的专业人士交流，

有些人可能从中受益。医疗团队里有熟知骨转移领域的社会志愿者、护士和心理学家，他们可以给您提供建议（您可以向您的医生或护士商议转诊，这对您来说可能是有利的）。

5 有效的应对策略有哪些？

人们会用不同的策略来应对他们的疾病。这里我们列出了一些其他人发现的、有帮助的应对策略。

获取信息：有些人觉得获得尽可能多的疾病信息、治疗方案和可利用的资源对患者来说有帮助。

与人交流：与其他癌症患者交流有助于分享心情和收集有用的心得。它还可以帮助您知道自己并不孤单，还有其他人和您一样或已经走过了类似的心路历程。

向家人和朋友寻求帮助：有些人认为，他们与家人和/或朋友之间的联系和纽带是一种重要的心理支撑来源。和家人或朋友一起明确谁来承担何种工作，并规划好每个人的角色和职责是有帮助的。

找出您认为对您来说最重要的方法：如果人们能够继续为他们的家庭和所在的社区出力，他们会有幸福感和自我价值的认同感。这是一种帮助我们让自己觉得有价值的方式。人们需要思考继续做哪些事是重要的（例如工作和志愿活动）。一旦他们决定了什么是重要的，可能需要作出与之有关的特别计划或安排。例如，这些计划可能包括为重要的事情节省体力、计划有休息间隙的日常活动、安排交通等。

向医疗团队寻求资源：医疗团队知道哪些资源可以帮助到您，他们可以为您提供您所在社区可用资源的列表（例如情感支持计划、家居照顾服务、交通服务、先进的护理计划等）。

6　共识和观念

6.1　每天都应活得充实

许多骨转移的患者发觉他们正越来越多地思考如何能将每天都过得充实。许多患者都在谈论他们的家庭是如何的特别，以及他们如何在简单的日常琐事中找到乐趣。

一名男子说："我现在很珍惜我与我的妻子和孩子们的谈话。我曾经是那么专注于我的孩子在学校是否表现得很好，专注于做家务，现在这似乎无关紧要了。我很珍惜我们家庭成员之间的亲密关系。"

一位女子表示："我学会了当美好的或令人愉悦的事情发生的时候把待洗的盘子留在水槽里。这些盘子不会去任何地方，但能够坐下来和我的孙子们聊天的时间正在流逝……在夏天里和我的丈夫一起在乡间小路上开车的时光是那么的宝贵。"

6.2　丧失自理能力并成为负担

当骨转移患者觉得自己的自理能力正在下降时，他们所担忧的事情之一是，他们将成为他们的配偶、家庭成员或朋友的负担。大多数人以往能够自理，但他们逐渐发现自己不能继续保持相同水平的自理能力，这在心理上将是一种挑战。

一位先生说："我喜欢做木工。我的地下室里有一个相当大的车间，过去我喜欢很长时间待在里面。而现在我发现自己再也无法像过去那样坚持那么久了，我需要调整生活的节奏……我在想，将来我必须寻找另一种解决方案。"

与此同时，一位女性患者说："我不能做家务了。我要向我的女儿寻求帮助。这让我不舒服。我真的很喜欢独立做事。"

6.3 对死亡的恐惧

大部分骨转移患者共同的忧虑是恐惧比他们预期更早到来的死亡。

一名患者说: "我确实考虑过死亡……以及它是如何不公平、不应该发生在我身上,这不应该发生在当下我的黄金时期。"

7 做什么会有帮助呢?

大多数人发现有机会与他们的医疗团队袒露他们的忧虑是有帮助的。刚开始,找到一个恰当的方式去谈论这些问题可能很难。但是,一旦患者开始和医疗团队成员谈论死亡,他们往往能够减轻心理压力。他们知道有人在倾听他们,并了解他们所期望的关于疾病的信息。

应当认识到,有些人可能不希望谈论死亡。每个人都对谈心有自己的好恶。关于他们将与医疗团队谈论什么,以及有什么是他们不希望共享的,每个人都会作出自己的决定。有些人会选择只与他生活圈里的人交谈。

8 为什么应对疼痛和活动受限是重要的?

疼痛和活动受限是经常困扰骨转移患者的两大症状。如果疼痛一直不能得到有效的控制,它会令人沮丧并可能导致活动的受限。患者可能会感到额外的焦虑和苦恼。

应对疼痛的方式因人而异。有些人认为疼痛是一种生活的挑战并努力控制疼痛。如果疼痛限制了人们可以做的事情,他们就会认为疼痛是一种损失。如果不加控制,疼痛将会导致睡眠障碍和精力难以集中。由医疗团队进行仔细的疼痛评估和适当的干预能协助找到控制疼痛的最好方法。

活动受限通常意味着患者经历着一段为自己如何完成日常琐事而苦恼的艰苦历程。许多人以前能够照顾自己，做自己喜欢做的事。当有活动受限出现以及力所能及的事情有所减少时，坐下来与家庭成员谈论其他的事情是有帮助的。

例如，一位先生与家人谈论他有多爱园艺，但现在这些对他来说已经太难了。作为替代，他开始收听收音机里播放的每日园艺信息，在室内的窗台上用各种容器种植花草。其结果是，他仍然可以享受他的业余爱好，尽管不能够在户外进行了。

在这一章，您能够参考以下图例来了解哪类保健专业知识可能帮您应对以上讨论过的话题。这本书的每一章节采用不同的色彩和形状编码，以便于查找。

■ 骨转移（即背景知识）

★ 诊断

⬡ 治疗

▲ 疼痛管理

● 疲劳

☾ 应对

第七章　您的医疗服务团队

1　谁可以作为我的癌症医护团队中的一员？

由于癌症可能需要一个复杂的诊断和治疗过程，诊治期间将会有一个专业的团队来进行服务。团队中每一位成员都有其专业技能，将为您的护理带来不同方面的关注和观点。

1.1　营养学家 ■ ● ▲

注册营养师是经过专业培训的，他们可以在您的饮食、食物和营养方面给出建议。营养学家会建议患者健康饮食和均衡营养。他们给出的意见会帮助您吃得更好从而维持体能和生活质量，也会对任何您可能出现的饮食困难给出应对策略。

营养学家可提供的帮助：

（1）癌症及相关治疗所出现不良反应的相关营养管理；

（2）维持或提高营养状况，减脂以及开展在癌症治疗前、治疗过程中及治疗后的日常活动；

（3）提升体能、健康状况以及生活质量。

因为每位癌症患者的治疗方案和不良反应都有所不同，

所以对于营养的需求也有区别。注册营养师能够对患者或者其家人/护理者提供个体化关怀。您可以要求与营养学家进行交流，或者通过您的医疗或护理团队进行推荐。

家庭护理的营养咨询在部分地区可以实现。如需要相关服务，可以联系当地的家庭护理部门或联系社区工作人员来协调相关服务。

1.2　职业治疗师 ■ ⬡ ● ▲

职业治疗师是健康护理的专业人员，他可以帮助您在日常活动中安全地、最大限度地发挥自己独立自主的能力。这些日常活动可能包括照顾自己，管理家庭或工作中的事物，或者是那些您在空余时间喜欢做的事情。

职业治疗师可以帮助您：

（1）在完成以上日常活动时给出一些不同的或者可选择性的建议，包括推荐一些设备或器材，从而使您更便捷和安全地完成这些活动。例如，在浴室使用安全围栏、沐浴椅或凳子、马桶增高垫等。

（2）探讨保存体能的策略来帮助您应对乏力的感觉。例如，确定什么事情对于您来说是应该优先处理的，该做些什么，还有去完成这些事情的最佳时机。

（3）提供培训帮助您和您的家人懂得怎样像正常人一样生活。

（4）到家中拜访您，并提供关于家庭环境改善的建议，来确保您尽可能的安全和独立自主。

如果想与一名职业治疗师会面或交谈，请与您的医生或护士联系，他们可以给您推荐一位在癌症中心、当地医院、或者社区工作的职业治疗师。

1.3　家庭医生（全科医生）■ ● ★ ▲

家庭医生可以为患者提供最基本的护理，对总体健康情况进行评估，治疗急慢性疾病，并且推荐患者到相关专家那里进一步治疗。家庭医生需要在癌症治疗整个过程中持续关注患者，关于癌症相关护理的实施则需要随时等候肿瘤学家的通知。

1.4　肿瘤学家 ■ ◆ ● ★ ▲ ☾

肿瘤学家是专攻癌症及其相关服务的医生。肿瘤学家的类型有很多种，肿瘤外科专家主要是通过手术切除身体肿瘤病灶来治疗肿瘤；肿瘤内科专家主要通过使用药物来治疗肿瘤，例如化学治疗、激素治疗和磷酸盐类治疗；肿瘤放疗学专家是通过放射治疗来治疗肿瘤的医生。

1.5　肿瘤学护士 ■ ◆ ● ▲ ☾

肿瘤学护士会严密观察您的身体状况，尤其是您的临床症状以及癌症对您日常生活的影响。她们可以协助您计划如何在日常生活中作出相应调整，以及提供帮助来解决那些困扰您的症状。肿瘤学护士会和肿瘤学专家保持日常联系，她们会把您存有疑问和关心的问题，以及任何您身体状况的变化转达给肿瘤学专家。您可能会遇到一些不同的护士，但一定会给您指定一名责任护士。肿瘤学专业护士给您提供信息，回答您的很多问题，帮助实施化疗和双膦酸盐类药物治疗，也会给您提供帮助和做好日常护理。她们还将帮助您与其他癌症健康服务团队的成员建立联系。

1.6 姑息治疗咨询团队（PCCT）⬡ ● ▲

姑息治疗咨询团队（PCCT）是健康服务专家小组针对疾病各阶段过程中的疼痛和症状提供管理的一个团队。团队的目标是提高患者日常生活及生命晚期的总体质量，并帮助患者家庭应对那些具有挑战性的、进展期或者威胁生命的疾病。

姑息治疗在健康管理领域承载着提升患者最佳生活质量的任务。姑息治疗包括疼痛控制和症状管理，也包括针对患者和其亲人的社会心理、情感和精神需求进行评估。医生、护士、社工、药剂师、康复专家和精神护理专家在这个领域都有一定专长。

请注意不是所有医院或癌症中心都具备姑息治疗咨询团队。

1.7 病理学家 ▦

病理学家是通过显微镜观察组织、血液或者其他体液，从而判断是否有异常肿瘤细胞存在，以及观察这些细胞生物学行为的专家。

1.8 药剂师 ⬡ ▲

药剂师是专职负责癌症治疗期间化疗以及放疗处方药准备和调配的医疗卫生专家。药剂师根据处方发药，并给予口头和手写的用药方法，口头嘱咐和手写用药方法，针对不良反应管理给出建议，并且帮助回答药物相关的问题。

1.9 理疗师 ▦ ⬡ ▲

理疗师在人体机能和运动方面有专业的知识，而且对如何恢复体能有更深的认识。

理疗师管理和预防由疾病、不适、年老、活动减少等引起的身体问题，同样也包括体育运动和工作相关的损伤。

理疗师同样可以帮助患者预防骨折。他们通过进行评估和适应性训练来帮助患者达到稳定和进行安全的运动，也会在适当的情况下给患者推荐行走协助装置。理疗师也会针对转移病灶所影响的骨骼周围组织结构（例如肌肉等）进行强化练习，与患者协作，完成骨折后的康复训练。

值得注意的是，理疗师并不会直接治疗骨折，而且当您怀疑和考虑骨折时，应该首先联系您的医生或护士并及时到就近的急诊科就诊。

理疗师还会针对骨折发生的风险、症状和体征来教育和指导患者及其亲属。

如需与理疗师安排见面和交谈，请联系您的医生或护士，他们可能会推荐一位在肿瘤中心、地区医院或社区医院的理疗师给您。

1.10 心理学家 ■ ◆ ● ▲ ☾

心理学家是负责精神健康医疗的专业人员，您以及关心您的人由于癌症所产生的复杂情感可以从心理学家这儿得到帮助。

一位临床心理学家可以提供：

（1）为癌症患者和照顾他们的人提供关于肿瘤的心理辅导；

（2）心理社会评估；

（3）对广泛和较为复杂的个人与人际间关系问题的深入性心理治疗；

（4）压力释放、焦虑管理、以及放松训练；

（5）夫妻咨询和沟通技巧培训；

（6）悲痛和哀伤的心理咨询；

（7）生活方式改变方面的支持。

您可以在所在的癌症中心找到临床心理学家，可以让您癌症医疗团队中的一员来给您进行推荐，也可以在私人诊所找到当地的心理学家，您的补充医疗保险可能会报销相关费用。

1.11　放射治疗师 ⬤ ● ▲

放射治疗师是与放射肿瘤学家一起工作的医疗专业人员，他们是将放射肿瘤学专家开具的放射治疗计划或模拟，放疗剂量计算和实施付诸于实践的专业人员。

1.12　放射学专家 ★

放射学专家是将各种类型影像学扫描进行解读的医生，比如X线、CT扫描以及MRI扫描。而介入放射科医生是专门通过影像学引导，例如通过CT或MRI扫描来进行微创操作的放射学专家。

1.13　社会工作者 ■ ⬣ ● ▲ ☾

癌症一经诊断会带来一种不同的感受和体验，您需要和那些专业人员进行沟通，他们帮助过和您有相似境遇的人们，可以帮助您和您的家人来战胜这些情绪和忧虑。一名肿瘤学社区工作者可以提供情感、调整和资源上的支持。社区工作评估和干预在癌症护理各个阶段均适用，包括诊断、治疗、缓解、复发以及临终关怀。肿瘤学专业的社会工作者掌握着丰富的社区资源信息，他们在推荐多样化的机构方面的能力是独一无二的，可以为日后的护理计划提供帮助。如需寻求社区工作人员的帮助请咨询您的医生。

1.14　外科医生 ⬤ ▲

外科医生是专职手术的专家。在您癌症健康医疗团队中可能会有不同类型的外科医生为您提供服务。肿瘤外科医生的主要治疗手段就是切除您身体内的肿瘤。骨外科医生主要治疗肌肉和骨骼相关疾病，如骨折、关节炎或损伤。不同身体部位都有相关的外科医生，如脊柱外科、膝关节外科、髋关节外科医生等。您所见到的外科医生不一定是最终给您手术的医生，但是您可以被推荐到最好的外科医生那里治疗您的疾病。

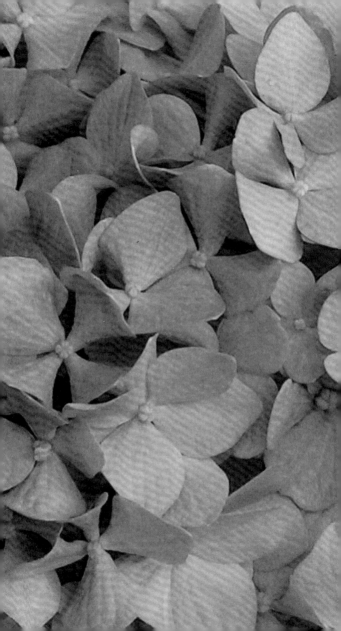

第八章　医疗日记

个人信息：

姓名：

地址：

电话：

接受治疗的医院：

医院电话：

既往病史

癌症类型：

诊断日期（初次）：

诊断日期（骨转移癌）：

接受治疗	开始时间	结束时间

其他重要的健康问题：

您的癌症医护团队：

家庭医生：
地址：

电话：
电子邮箱：

医疗肿瘤专家：
地址：

电话：
电子邮箱：

放射肿瘤专家：
地址：

电话：
电子邮箱：

外科肿瘤专家 / 骨科医生：

地址：

电话：
电子邮箱：

初级肿瘤科护士：

地址：

电话：

电子邮箱：

肿瘤科护士：

地址：

电话：

电子邮箱：

药剂师：

地址：

电话：

电子邮箱：

营养师：

地址：

电话：

电子邮箱：

社会工作者:

地址:

电话:

电子邮箱:

心理学家:

地址:

电话:

电子邮箱:

理疗师:

地址:

电话:

电子邮箱:

职业治疗师:

地址:

电话:

电子邮箱:

其他的:

医疗保健预约

日期	医生	地址
过程：		
原因：		
建议：		
效果：		

日期	医生	地址
过程：		
原因：		
建议：		
效果：		

日期	医生	地址
过程：		
原因：		
建议：		
效果：		

医疗保健预约

日期	医生	地址
过程:		
原因:		
建议:		
效果:		

日期	医生	地址
过程:		
原因:		
建议:		
效果:		

日期	医生	地址
过程:		
原因:		
建议:		
效果:		

处方药

药物:	开始时间:
处方医生:	
药物原因:	
剂量:	频率:
特殊说明:	
评价:	
	结束时间:
药物:	开始时间:
处方医生:	
药物原因:	
剂量:	频率:
特殊说明:	
评价:	
	结束时间:

处方药

药物：	开始时间：
处方医生：	
药物原因：	
剂量：	频率：
特殊说明：	
评价：	
	结束时间：

药物：	开始时间：
处方医生：	
药物原因：	
剂量：	频率：
特殊说明：	
评价：	
	结束时间：

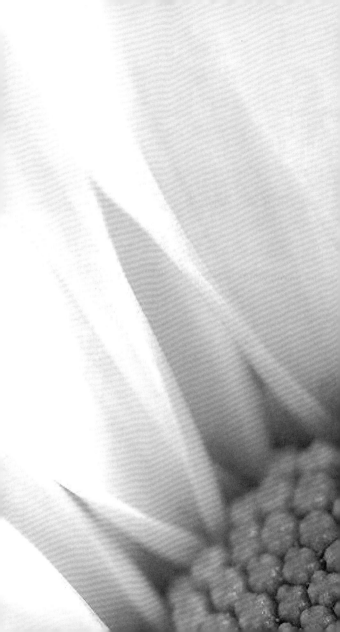

第九章 词汇表

关键医学词汇

镇痛药（Analgesics）：有助于疼痛患者缓解或消除疼痛的药物（也即止痛药）。

贫血（Anemia）：缺乏足够正常红细胞以运载充足养分子满足机体组织需要的疾病状态。

麻醉医生（Anesthesiologists）：在术中、术后通过特定方式应用药物以缓解患者疼痛和感觉并进行监护的专科医生。

抗炎药物（anti-inflammatory medications）：能减轻肿瘤或损伤周围组织肿痛的药物。

活检（biopsy）：为明确诊断自机体获取组织或细胞样品的医疗操作和手段。

双膦酸盐（bisphosphonates）：有助于预防或延迟骨转移患者发生骨相关不良事件（并发症）的药物。

骨转移（bone metastases）：恶性肿瘤自原发灶扩散至骨的生物学过程。

骨扫描（bone scan）：利用小剂量具有放射性的"染料"，扫描、探查骨组织内异常病灶及其范围的医学成像方法，如骨转移灶。通常完成骨扫描成像过程需要4~5 h。

突发痛（breakthrough pain）：即使规律性服用止痛药物，疼痛患者所经历的突发短暂的剧烈疼痛。

突发痛镇痛药（breakthrough pain medications）：能快速起效缓解突发痛的镇痛药物。

癌症（cancer）：细胞的异常增殖，也即恶性肿瘤。

骨水泥成形术（cementoplasty）：应用骨水泥稳定、加固恶性肿瘤骨转移致骨脆性增加所采用的一类微创手术。

化疗（chemotherapy）：应用化学药物攻击人体内细胞（主要是肿瘤细胞）的肿瘤治疗方法。

便秘（constipation）：与正常状态相比，由于肠管蠕动动力微弱、肠管狭窄僵硬，导致肠内容物不能通过肠管的一种病理状态。

CT扫描：也就是常说的计算机断层扫描成像，是一种获得人体组织结构薄层图像的医学成像技术，完成CT扫描通常需要15~30 min。

营养师（dietitians）：提供食品、营养、饮食方面合理建议的健康管理专业人员。

ESAS：即埃德蒙顿症状评价系统，有助于识别、评价癌症相关症状。

家庭医生（全科医生）（family physicians，general practitioners）：为患者提供初级管理、综合健康状态评价、急慢性疾病治疗并在患者与专科医生之间建立持续密切联系的内科医生。

疲劳（fatigue）：疲倦、乏力的感觉。

即将发生的骨折（impending fracture）：因恶性肿瘤骨转移致骨存在碎裂、断裂风险，如髋骨。

激素治疗（hormone therapy）：通过调节患者体内激素

水平从而控制肿瘤生长的药物治疗方法。

高钙血症（hypercalcemia）：血钙水平高出正常水平的病理状态。

介入放射学家（interventional radiologist）：应用CT扫描、MRI成像等图像引导手段完成微创操作手术的放射学家。

球囊扩张椎体后凸成形术（kyphoplasty）：应用球囊扩张、注射骨水泥恢复病变椎体高度、稳定脊柱椎体、减轻疼痛的微创治疗手段。

肿瘤内科医生（medical oncologist）：以药物治疗为主要方法来治疗肿瘤的专科医生。

MRI：即Magnetic Resonance Imaging的英文缩写，是一种通过外加梯度磁场检测所发射出的电磁波，据此来绘制成人体器官如骨骼、肌肉内部结构图像的医学成像技术。

多发性骨髓瘤（multiple myeloma）：一种来源于浆细胞的恶性肿瘤，大量异常增殖的肿瘤细胞在骨髓内聚集生长，并通过血流扩散。

职业治疗师（occupational therapist）：是帮助一个人安全地、最大限度地发挥自己独立自主的能力的健康管理专业人员。

职业疗法（occupational therapy）：应用特定的训练活动或特殊的设备器械促进人们日常生活良好健康状态的康复治疗方法。

肿瘤学（oncology）：关于癌症研究和治疗的医学学科。

肿瘤学家（oncologist）：从事癌症治疗的专科医生。其中有的擅长于放射治疗（肿瘤放疗医生）、还有擅长于化学药物治疗（肿瘤内科医生）和手术治疗（肿瘤外科医生）。

阿片类药物（opioids）：指诸如吗啡、氢吗啡酮、可待因一类的止痛药物。根据体内释放速度的不同，可分为缓慢释放的长效阿片类药物和快速释放起效的短效类阿片类药物。

矫形外科医生（orthopedic surgeon）：研究肌肉骨骼问题的外科专科医生，如骨折、关节炎。

姑息治疗（palliative care）：对危及生命的重症患者及其家庭提供症状管理、支持和安慰的医疗模式。

疼痛发作（pain flair）：一种间隙性的疼痛加重，常因某种特殊治疗（如放疗）所诱发。

经皮椎体成形术（percutaneous vertebroplasty）：经皮注射骨水泥以稳定脊柱、减轻疼痛的微创治疗方法。

光动力治疗（photodynamic therapy）：应用激光和特定药物杀灭肿瘤细胞的治疗方法。

理疗医生（physiotherapist）：提供各种各样的教育、康复帮助支持的健康管理专业人员。

物理疗法（physiotherapy）：集中关注人体机能和运动的维持、预防、改善或恢复的治疗方法。

肿瘤原发部位（primary cancer）：人体内肿瘤最先起源、发生的特定部位。

心理学家（psychologist）：提供精神心理或情绪健康咨询的卫生专业人员。

心理治疗（psycholotherapy）：帮助克服精神心理或情绪障碍的治疗方法和手段。

放射肿瘤学家（radiation oncologist）：从事肿瘤放射治疗的专科医生。

放射治疗（radiation therapy）：应用高能射线杀灭、摧毁肿瘤细胞的治疗手段。

放射学家（radiologist）：分析X线片、CT扫描、MRI扫描图像用于疾病诊断的专科医生。

不良反应（side effects）：药物治疗或肿瘤治疗可能产生的症状和反应。

脊柱（spine）：居于后背正中以支撑人体的骨骼结构的医学名词（也称脊椎）。

脊髓压迫症（spinal cord compression）：肿瘤转移到脊椎并致脊髓受压的病理状态。

立体定向放射手术（stereotactic body radiosurgery，SBRS）：用较高剂量电离辐射聚焦肿瘤部位抑制肿瘤生长的放射治疗方式。

栓剂（suppository）：用于人体阴道、直肠腔道内给药的药物制剂类型。

手术治疗（surgery）：用于预防或固定骨折的外科治疗手段。

外科肿瘤学家（surgical oncologist）：采取手术切除患者体内肿物治疗癌症的外科医生。

椎体（vertebrae）：像建筑用砖块一样叠加在一起构成脊柱的单块骨骼结构。

椎体压缩性骨折（vertebrate compression fracture）：由于体重压力传递导致脆弱的椎体发生压缩、开裂而形成的骨折。

X线平片（X-ray）：通过严格控制射线的剂量显示骨骼结构以用于诊断用途的图像。

附录

有时患者会觉得自己有以下症状或者问题。请注明在过去1周内您经历过的症状和问题。并把最适合您情况的数字圈出来。

在过去一周内您的身体以下部位有没有疼痛的情况?	没有	有一点	较多	很多
1. 您的后背?	1	2	3	4
2. 您的腿或者胯部?	1	2	3	4
3. 您的手臂或者肩膀?	1	2	3	4
4. 您的胸部或者肋骨?	1	2	3	4
5. 您的臀部?	1	2	3	4
6. 您是否有持续疼痛?	1	2	3	4
7. 您是否有间歇性疼痛?	1	2	3	4
8. 疼痛时您是否有服用缓解疼痛的药物	1	2	3	4

9. 疼痛时您是否有躺下？	1	2	3	4
10. 疼痛时您是否坐着？	1	2	3	4
11. 疼痛时您是否试图站起来？	1	2	3	4
12. 疼痛时您是否在走路？	1	2	3	4
13. 疼痛时您是否在活动，例如弯曲或者爬楼梯？	1	2	3	4
14. 疼痛时您是否在剧烈运动，例如健身，举重？	1	2	3	4
15. 疼痛是否影响到您夜晚的睡眠？	1	2	3	4
16. 您是否有因为不舒服而改变日常活动？	1	2	3	4
17. 您是否因此感到被孤立（例如家庭，朋友）？	1	2	3	4
18. 您是否担心因为不舒服而失去活动性？	1	2	3	4
19. 您是否担心因为不舒服而变得依赖别人？	1	2	3	4
20. 您是否担心您将来的身体问题？	1	2	3	4
21. 您对您疼痛的好转是否抱有希望？	1	2	3	4
22. 您是否积极面对您的健康？	1	2	3	4

记录

记录

记录

记录

致谢

这本书是由加拿大多伦多大学桑尼布鲁克奥德特癌症中心倡议发起的。

桑尼布鲁克奥德特癌症中心要感谢以下人员为本书出版作出的宝贵贡献：

Dr. Tete Ago

Ms. Asha Ahmed

Dr. Elizabeth(Toni) Barnes

Ms. Kathy Beattie

Ms. Nicole Bradley

Ms. Stephanie Burlein-Hall

Dr. Anita Chakraborty

Dr. Richard Choo

Dr. Edward Chow

Ms. Grace Chan

Dr. Mark Clemons

Ms. Tracey Das Gupta

Mr. Eric de Sa

Dr. Urban Emmenegger

Dr. Alysa Fairchild

Ms. Macey Farhadian

Dr. Karen Fergus

Dr. Joel Finkelstein

Dr. Margaret Fitch

Rev. Bill Ford

Dr. Michael Ford

Ms. Corsita Garraway

Ms. Kristin Harris

Ms. Amanda Hird

Ms. Lori Holden

Ms. Taraneh Joriany

Dr. Marc Kerba

Ms. Debbie Lawrie

Dr. Larry Librach

Dr. Andrew Loblaw

Dr. Steven Lutz

Dr. Jeff Myers

Ms. Elaine Posluns

Dr. Robyn Pugash

Ms. Tracey Rapier

Dr. Dorianne Rheaume

Dr. Joel Rubenstein

Dr. Arjun Sahgal

Ms. Emily Sinclair

Mr. Henry Sinn

Ms. Edith Stokes

Ms. Pauline Wisdom-Gilliam

Ms. Magdalene Winterhoff

Dr. Albert Yee